DETALLES DEL PROPIETARIO

Nombre:

Dirección de correo electrónico:

Teléfono:

Persona de contacto de emergencia:

DETALLES DEL LIBRO DE REGISTRO

Fecha de inicio del registro:

Fecha de finalización del registro:

Metas para hoy_____________________ Ⓛ Ⓜ Ⓜ Ⓙ Ⓥ Ⓢ Ⓓ

grupo muscular _____________ Peso __________ Fecha y __________
hora

Estirar ○ Calentamiento_____________________________________

Entrenamiento de fuerza

Ejercicio	Colocar	1	2	3	4	5	6	7
	repeticiones							
	Peso							
	repeticiones							
	Peso							
	repeticiones							
	Peso							
	repeticiones							
	Peso							
	repeticiones							
	Peso							
	repeticiones							
	Peso							
	repeticiones							
	Peso							

Cardio

Ejercicio

	calorías	Distancia	Tiempo
__________			
__________			
__________			
__________			

Consumo de __________
agua

Enfriarse _____________

Sentimiento ☆☆☆☆☆

notas

Metas para hoy________________________   Ⓛ Ⓜ Ⓜ Ⓙ Ⓥ Ⓢ Ⓓ

grupo muscular _______________   Peso _________   Fecha y _________
hora

Estirar ◯ Calentamiento____

Entrenamiento de fuerza

Ejercicio	Colocar	1	2	3	4	5	6	7
	repeticiones							
	Peso							
	repeticiones							
	Peso							
	repeticiones							
	Peso							
	repeticiones							
	Peso							
	repeticiones							
	Peso							
	repeticiones							
	Peso							
	repeticiones							
	Peso							
	repeticiones							
	Peso							

Cardio

Ejercicio

	calorías	Distancia	Tiempo

Consumo de _________
agua

Enfriarse _________

Sentimiento ☆☆☆☆☆

notas

Metas para hoy___________________ (L) (M) (M) (J) (V) (S) (D)

grupo muscular _____________ Peso _________ Fecha y _________

Estirar ◯ Calentamiento ___________________________________ hora

Entrenamiento de fuerza

Ejercicio	Colocar	1	2	3	4	5	6	7
	repeticiones							
	Peso							
	repeticiones							
	Peso							
	repeticiones							
	Peso							
	repeticiones							
	Peso							
	repeticiones							
	Peso							
	repeticiones							
	Peso							
	repeticiones							
	Peso							

Cardio

Ejercicio	calorías	Distancia	Tiempo

Consumo de __________ agua

Enfriarse _______________

Sentimiento ☆☆☆☆☆

notas

Metas para hoy _____________________ (L) (M) (M) (J) (V) (S) (D)

grupo muscular _____________ Peso __________ Fecha y __________
hora

Estirar ○ Calentamiento _______________________________________

Entrenamiento de fuerza

Ejercicio	Colocar	1	2	3	4	5	6	7
	repeticiones							
	Peso							
	repeticiones							
	Peso							
	repeticiones							
	Peso							
	repeticiones							
	Peso							
	repeticiones							
	Peso							
	repeticiones							
	Peso							
	repeticiones							
	Peso							
	repeticiones							
	Peso							

Cardio

Ejercicio

	calorías	Distancia	Tiempo
____________			
____________			
____________			
____________			

Consumo de __________
agua

Enfriarse ______________

Sentimiento ☆☆☆☆☆

notas

Metas para hoy_________________________ Ⓛ Ⓜ Ⓜ Ⓙ Ⓥ Ⓢ Ⓓ

grupo muscular _______________ Peso __________ Fecha y __________ hora

Estirar ◯ Calentamiento _______________________________________

Entrenamiento de fuerza

Ejercicio	Colocar	1	2	3	4	5	6	7
	repeticiones							
	Peso							
	repeticiones							
	Peso							
	repeticiones							
	Peso							
	repeticiones							
	Peso							
	repeticiones							
	Peso							
	repeticiones							
	Peso							
	repeticiones							
	Peso							
	repeticiones							
	Peso							

Cardio

Ejercicio

	calorías	Distancia	Tiempo

Consumo de __________ agua

Enfriarse _______________

Sentimiento ☆☆☆☆☆

notas

Metas para hoy _________________ (L) (M) (M) (J) (V) (S) (D)

grupo muscular _____________ Peso _________ Fecha y _________
hora

Estirar ○ Calentamiento _____________________________________

Entrenamiento de fuerza

Ejercicio	Colocar	1	2	3	4	5	6	7
	repeticiones							
	Peso							
	repeticiones							
	Peso							
	repeticiones							
	Peso							
	repeticiones							
	Peso							
	repeticiones							
	Peso							
	repeticiones							
	Peso							
	repeticiones							
	Peso							
	repeticiones							
	Peso							

Cardio

Ejercicio

	calorías	Distancia	Tiempo

Consumo de _________
agua

Enfriarse _____________

Sentimiento ☆☆☆☆☆

notas

Metas para hoy_________________ Ⓛ Ⓜ Ⓜ Ⓙ Ⓥ Ⓢ Ⓓ

grupo muscular _____________ Peso _________ Fecha y _________
                                              hora
Estirar ◯ Calentamiento _______________________________________

Entrenamiento de fuerza

Ejercicio	Colocar	1	2	3	4	5	6	7
	repeticiones							
	Peso							
	repeticiones							
	Peso							
	repeticiones							
	Peso							
	repeticiones							
	Peso							
	repeticiones							
	Peso							
	repeticiones							
	Peso							
	repeticiones							
	Peso							
	repeticiones							
	Peso							

Cardio

Ejercicio

	calorías	Distancia	Tiempo
________			
________			
________			
________			
________			

Consumo de _________
agua

Enfriarse _____________

Sentimiento ☆☆☆☆☆

notas

Metas para hoy________________________   (L) (M) (M) (J) (V) (S) (D)

grupo muscular _______________   Peso __________   Fecha y __________
                                                     hora

Estirar ◯ Calentamiento ____

Entrenamiento de fuerza

Ejercicio	Colocar	1	2	3	4	5	6	7
	repeticiones							
	Peso							
	repeticiones							
	Peso							
	repeticiones							
	Peso							
	repeticiones							
	Peso							
	repeticiones							
	Peso							
	repeticiones							
	Peso							
	repeticiones							
	Peso							
	repeticiones							
	Peso							

Cardio

Ejercicio

	calorías	Distancia	Tiempo

Consumo de agua __________

Enfriarse __________

Sentimiento ☆☆☆☆☆

notas

Metas para hoy________________ (L) (M) (M) (J) (V) (S) (D)

grupo muscular ______________ Peso __________ Fecha y __________
hora
Estirar ◯ Calentamiento ____

Entrenamiento de fuerza

Ejercicio	Colocar	1	2	3	4	5	6	7
	repeticiones							
	Peso							
	repeticiones							
	Peso							
	repeticiones							
	Peso							
	repeticiones							
	Peso							
	repeticiones							
	Peso							
	repeticiones							
	Peso							
	repeticiones							
	Peso							
	repeticiones							
	Peso							

Cardio

Ejercicio	calorías	Distancia	Tiempo
______			
______			
______			
______			

Consumo de ____________
agua

Enfriarse ______________

Sentimiento ☆☆☆☆☆

notas

Metas para hoy_______________________   (L) (M) (M) (J) (V) (S) (D)

grupo muscular _______________ Peso __________ Fecha y __________
hora
Estirar ◯ Calentamiento____

Entrenamiento de fuerza

Ejercicio	Colocar	1	2	3	4	5	6	7
	repeticiones							
	Peso							
	repeticiones							
	Peso							
	repeticiones							
	Peso							
	repeticiones							
	Peso							
	repeticiones							
	Peso							
	repeticiones							
	Peso							
	repeticiones							
	Peso							
	repeticiones							
	Peso							

Cardio

Ejercicio	calorías	Distancia	Tiempo
__________			
__________			
__________			
__________			

Consumo de __________
agua

Enfriarse __________

Sentimiento ☆☆☆☆☆

notas

Metas para hoy_____________________ (L) (M) (M) (J) (V) (S) (D)

grupo muscular _____________ Peso _________ Fecha y _________
hora

Estirar ◯ **Calentamiento** _______________________________________

Entrenamiento de fuerza

Ejercicio	Colocar	1	2	3	4	5	6	7
	repeticiones							
	Peso							
	repeticiones							
	Peso							
	repeticiones							
	Peso							
	repeticiones							
	Peso							
	repeticiones							
	Peso							
	repeticiones							
	Peso							
	repeticiones							
	Peso							
	repeticiones							
	Peso							

Cardio

Ejercicio

	calorías	Distancia	Tiempo

Consumo de _________
agua

Enfriarse _____________

Sentimiento ☆ ☆ ☆ ☆ ☆

notas

Metas para hoy ___________________ (L) (M) (M) (J) (V) (S) (D)

grupo muscular _____________ Peso __________ Fecha y __________
hora

Estirar ◯ Calentamiento ____________________________________

Entrenamiento de fuerza

Ejercicio	Colocar	1	2	3	4	5	6	7
	repeticiones							
	Peso							
	repeticiones							
	Peso							
	repeticiones							
	Peso							
	repeticiones							
	Peso							
	repeticiones							
	Peso							
	repeticiones							
	Peso							
	repeticiones							
	Peso							

Cardio

Ejercicio	calorías	Distancia	Tiempo
__________			
__________			
__________			
__________			
__________			

Consumo de __________
agua

Enfriarse __________

Sentimiento ☆☆☆☆☆

notas

Metas para hoy______________________ (L) (M) (M) (J) (V) (S) (D)

grupo muscular ______________ Peso __________ Fecha y __________
hora

Estirar ◯ Calentamiento ____

Entrenamiento de fuerza

Ejercicio	Colocar	1	2	3	4	5	6	7
	repeticiones							
	Peso							
	repeticiones							
	Peso							
	repeticiones							
	Peso							
	repeticiones							
	Peso							
	repeticiones							
	Peso							
	repeticiones							
	Peso							
	repeticiones							
	Peso							

Cardio

Ejercicio

	calorías	Distancia	Tiempo
______________			
______________			
______________			
______________			

Consumo de agua __________

Enfriarse ______________

Sentimiento ☆☆☆☆☆

notas

Metas para hoy _____________________ (L) (M) (M) (J) (V) (S) (D)

grupo muscular _____________ Peso _________ Fecha y _________
hora

Estirar ◯ Calentamiento _________________________________

Entrenamiento de fuerza

Ejercicio	Colocar	1	2	3	4	5	6	7
	repeticiones							
	Peso							
	repeticiones							
	Peso							
	repeticiones							
	Peso							
	repeticiones							
	Peso							
	repeticiones							
	Peso							
	repeticiones							
	Peso							
	repeticiones							
	Peso							
	repeticiones							
	Peso							

Cardio

Ejercicio

	calorías	Distancia	Tiempo

Consumo de _________
agua

Enfriarse _____________

Sentimiento ☆☆☆☆☆

notas

Metas para hoy _________________________ Ⓛ Ⓜ Ⓜ Ⓙ Ⓥ Ⓢ Ⓓ

grupo muscular _______________ Peso __________ Fecha y __________
hora
Estirar ◯ Calentamiento _______________________________________

Entrenamiento de fuerza

Ejercicio	Colocar	1	2	3	4	5	6	7
	repeticiones							
	Peso							
	repeticiones							
	Peso							
	repeticiones							
	Peso							
	repeticiones							
	Peso							
	repeticiones							
	Peso							
	repeticiones							
	Peso							
	repeticiones							
	Peso							
	repeticiones							
	Peso							

Cardio

Ejercicio	calorías	Distancia	Tiempo

Consumo de _______________
agua

Enfriarse _______________

Sentimiento ☆☆☆☆☆

notas

Metas para hoy_____________________ (L) (M) (M) (J) (V) (S) (D)

grupo muscular _____________ Peso _________ Fecha y _________

Estirar ◯ Calentamiento _________________________ hora

Entrenamiento de fuerza

Ejercicio	Colocar	1	2	3	4	5	6	7
	repeticiones							
	Peso							
	repeticiones							
	Peso							
	repeticiones							
	Peso							
	repeticiones							
	Peso							
	repeticiones							
	Peso							
	repeticiones							
	Peso							
	repeticiones							
	Peso							
	repeticiones							
	Peso							

Cardio

Ejercicio	calorías	Distancia	Tiempo
_________			
_________			
_________			
_________			

Consumo de_________ agua

Enfriarse _____________

Sentimiento ☆☆☆☆☆

notas

Metas para hoy _________________ (L) (M) (M) (J) (V) (S) (D)

grupo muscular _____________ Peso _________ Fecha y _________

Estirar ◯ Calentamiento _______________________________ hora

Entrenamiento de fuerza

Ejercicio	Colocar	1	2	3	4	5	6	7
	repeticiones							
	Peso							
	repeticiones							
	Peso							
	repeticiones							
	Peso							
	repeticiones							
	Peso							
	repeticiones							
	Peso							
	repeticiones							
	Peso							
	repeticiones							
	Peso							

Cardio

Ejercicio	calorías	Distancia	Tiempo
_________			
_________			
_________			
_________			

Consumo de agua _________

Enfriarse _________

Sentimiento ☆☆☆☆☆

notas

Metas para hoy _______________________ (L) (M) (M) (J) (V) (S) (D)

grupo muscular _______________ Peso ___________ Fecha y ___________
                                                   hora
Estirar ◯ Calentamiento _______________________

Entrenamiento de fuerza

Ejercicio	Colocar	1	2	3	4	5	6	7
	repeticiones							
	Peso							
	repeticiones							
	Peso							
	repeticiones							
	Peso							
	repeticiones							
	Peso							
	repeticiones							
	Peso							
	repeticiones							
	Peso							
	repeticiones							
	Peso							
	repeticiones							
	Peso							

Cardio

Ejercicio	calorías	Distancia	Tiempo
_______________			
_______________			
_______________			
_______________			

Consumo de ___________
agua

Enfriarse ___________

Sentimiento ☆☆☆☆☆

notas

Metas para hoy_____________________   (L) (M) (M) (J) (V) (S) (D)

grupo muscular _____________   Peso __________   Fecha y __________
                                                    hora
Estirar ◯ Calentamiento____

Entrenamiento de fuerza

Ejercicio	Colocar	1	2	3	4	5	6	7
	repeticiones							
	Peso							
	repeticiones							
	Peso							
	repeticiones							
	Peso							
	repeticiones							
	Peso							
	repeticiones							
	Peso							
	repeticiones							
	Peso							
	repeticiones							
	Peso							

Cardio

Ejercicio	calorías	Distancia	Tiempo

Consumo de __________
agua

Enfriarse _____________

Sentimiento ☆☆☆☆☆

notas

Metas para hoy_______________________   (L) (M) (M) (J) (V) (S) (D)

grupo muscular _______________ Peso __________ Fecha y __________

Estirar ○ Calentamiento ___________________________________ hora

Entrenamiento de fuerza

Ejercicio	Colocar	1	2	3	4	5	6	7
	repeticiones							
	Peso							
	repeticiones							
	Peso							
	repeticiones							
	Peso							
	repeticiones							
	Peso							
	repeticiones							
	Peso							
	repeticiones							
	Peso							
	repeticiones							
	Peso							
	repeticiones							
	Peso							

Cardio

Ejercicio

	calorías	Distancia	Tiempo

Consumo de __________ agua

Enfriarse __________

Sentimiento ☆☆☆☆☆

notas

Metas para hoy _____________________   Ⓛ Ⓜ Ⓜ Ⓙ Ⓥ Ⓢ Ⓓ

grupo muscular _____________   Peso __________   Fecha y __________
                                                    hora

Estirar ◯ Calentamiento ____

Entrenamiento de fuerza

Ejercicio	Colocar	1	2	3	4	5	6	7
	repeticiones							
	Peso							
	repeticiones							
	Peso							
	repeticiones							
	Peso							
	repeticiones							
	Peso							
	repeticiones							
	Peso							
	repeticiones							
	Peso							
	repeticiones							
	Peso							

Cardio

Ejercicio

Ejercicio	calorías	Distancia	Tiempo
__________			
__________			
__________			
__________			

Consumo de __________
agua

Enfriarse __________

Sentimiento ☆☆☆☆☆

notas

Metas para hoy_______________________   (L) (M) (M) (J) (V) (S) (D)

grupo muscular   _______________   Peso   _________   Fecha y   _________
Estirar ○ Calentamiento   _______________________________________   hora

Entrenamiento de fuerza

Ejercicio	Colocar	1	2	3	4	5	6	7
	repeticiones							
	Peso							
	repeticiones							
	Peso							
	repeticiones							
	Peso							
	repeticiones							
	Peso							
	repeticiones							
	Peso							
	repeticiones							
	Peso							
	repeticiones							
	Peso							
	repeticiones							
	Peso							

Cardio

Ejercicio

	calorías	Distancia	Tiempo
_______________			
_______________			
_______________			
_______________			

Consumo de _________ agua

Enfriarse _______________

Sentimiento ☆☆☆☆☆

notas

Metas para hoy_________________________ Ⓛ Ⓜ Ⓜ Ⓙ Ⓥ Ⓢ Ⓓ

grupo muscular _____________ Peso _________ Fecha y _________

Estirar ◯ Calentamiento ____ hora

Entrenamiento de fuerza

Ejercicio	Colocar	1	2	3	4	5	6	7
	repeticiones							
	Peso							
	repeticiones							
	Peso							
	repeticiones							
	Peso							
	repeticiones							
	Peso							
	repeticiones							
	Peso							
	repeticiones							
	Peso							
	repeticiones							
	Peso							
	repeticiones							
	Peso							

Cardio

Ejercicio

Ejercicio	calorías	Distancia	Tiempo

Consumo de _____________
agua

Enfriarse _____________

Sentimiento ☆☆☆☆☆

notas

Metas para hoy _______________________ (L) (M) (M) (J) (V) (S) (D)

grupo muscular _______________ Peso __________ Fecha y __________

Estirar ◯ Calentamiento _________________________________ hora

Entrenamiento de fuerza

Ejercicio	Colocar	1	2	3	4	5	6	7
	repeticiones							
	Peso							
	repeticiones							
	Peso							
	repeticiones							
	Peso							
	repeticiones							
	Peso							
	repeticiones							
	Peso							
	repeticiones							
	Peso							
	repeticiones							
	Peso							

Cardio

Ejercicio

	calorías	Distancia	Tiempo

Consumo de ___________ agua

Enfriarse ___________

Sentimiento ☆☆☆☆☆

notas

Metas para hoy_________________________ (L) (M) (M) (J) (V) (S) (D)

grupo muscular _______________ Peso _________ Fecha y _________
                                                   hora
Estirar ◯ Calentamiento ____

Entrenamiento de fuerza

Ejercicio	Colocar	1	2	3	4	5	6	7
	repeticiones							
	Peso							
	repeticiones							
	Peso							
	repeticiones							
	Peso							
	repeticiones							
	Peso							
	repeticiones							
	Peso							
	repeticiones							
	Peso							
	repeticiones							
	Peso							
	repeticiones							
	Peso							

Cardio

Ejercicio	calorías	Distancia	Tiempo
_______			
_______			
_______			
_______			

Consumo de ________
agua

Enfriarse _____________

Sentimiento ☆☆☆☆☆

notas

Metas para hoy_______________________   Ⓛ Ⓜ Ⓜ Ⓙ Ⓥ Ⓢ Ⓓ

grupo muscular ____________ Peso __________ Fecha y __________
Estirar ◯ Calentamiento ____________________________   hora

Entrenamiento de fuerza

Ejercicio	Colocar	1	2	3	4	5	6	7
	repeticiones							
	Peso							
	repeticiones							
	Peso							
	repeticiones							
	Peso							
	repeticiones							
	Peso							
	repeticiones							
	Peso							
	repeticiones							
	Peso							
	repeticiones							
	Peso							
	repeticiones							
	Peso							

Cardio

Ejercicio

Ejercicio	calorías	Distancia	Tiempo
__________			
__________			
__________			
__________			

Consumo de __________ agua

Enfriarse __________

Sentimiento ☆☆☆☆☆

notas

Metas para hoy________________________ (L) (M) (M) (J) (V) (S) (D)

grupo muscular ______________ Peso __________ Fecha y __________
hora

Estirar ○ Calentamiento ____

Entrenamiento de fuerza

Ejercicio	Colocar	1	2	3	4	5	6	7
	repeticiones							
	Peso							
	repeticiones							
	Peso							
	repeticiones							
	Peso							
	repeticiones							
	Peso							
	repeticiones							
	Peso							
	repeticiones							
	Peso							
	repeticiones							
	Peso							

Cardio

Ejercicio

	calorías	Distancia	Tiempo

Consumo de __________
agua

Enfriarse ______________

Sentimiento ☆☆☆☆☆

notas

Metas para hoy_____________________ (L) (M) (M) (J) (V) (S) (D)

grupo muscular _____________ Peso _________ Fecha y _________

Estirar ◯ Calentamiento _________________________________ hora

Entrenamiento de fuerza

Ejercicio	Colocar	1	2	3	4	5	6	7
	repeticiones							
	Peso							
	repeticiones							
	Peso							
	repeticiones							
	Peso							
	repeticiones							
	Peso							
	repeticiones							
	Peso							
	repeticiones							
	Peso							
	repeticiones							
	Peso							

Cardio

Ejercicio	calorías	Distancia	Tiempo
_______________			
_______________			
_______________			
_______________			

Consumo de _________ agua

Enfriarse _____________

Sentimiento ☆☆☆☆☆

notas

Metas para hoy_______________________   Ⓛ Ⓜ Ⓜ Ⓙ Ⓥ Ⓢ Ⓓ

grupo muscular _____________   Peso _________   Fecha y _________
hora

Estirar ◯ **Calentamiento** _______________________________

Entrenamiento de fuerza

Ejercicio	Colocar	1	2	3	4	5	6	7
	repeticiones							
	Peso							
	repeticiones							
	Peso							
	repeticiones							
	Peso							
	repeticiones							
	Peso							
	repeticiones							
	Peso							
	repeticiones							
	Peso							
	repeticiones							
	Peso							
	repeticiones							
	Peso							

Cardio

Ejercicio

	calorías	Distancia	Tiempo

Consumo de _________
agua

Enfriarse _____________

Sentimiento ☆☆☆☆☆

notas

Metas para hoy_____________________ Ⓛ Ⓜ Ⓜ Ⓙ Ⓥ Ⓢ Ⓓ

grupo muscular _____________ Peso _________ Fecha y _________
hora
Estirar ◯ Calentamiento_____________________________________

Entrenamiento de fuerza

Ejercicio	Colocar	1	2	3	4	5	6	7
	repeticiones							
	Peso							
	repeticiones							
	Peso							
	repeticiones							
	Peso							
	repeticiones							
	Peso							
	repeticiones							
	Peso							
	repeticiones							
	Peso							
	repeticiones							
	Peso							
	repeticiones							
	Peso							

Cardio

Ejercicio	calorías	Distancia	Tiempo

Consumo de _________
agua

Enfriarse _____________

Sentimiento ☆☆☆☆☆

notas

Metas para hoy_________________________ L M M J V S D

grupo muscular _______________ Peso __________ Fecha y __________
hora

Estirar ◯ Calentamiento _______________________________________

Entrenamiento de fuerza

Ejercicio	Colocar	1	2	3	4	5	6	7
	repeticiones							
	Peso							
	repeticiones							
	Peso							
	repeticiones							
	Peso							
	repeticiones							
	Peso							
	repeticiones							
	Peso							
	repeticiones							
	Peso							
	repeticiones							
	Peso							

Cardio

Ejercicio	calorías	Distancia	Tiempo

Consumo de __________
agua

Enfriarse _______________

Sentimiento ☆☆☆☆☆

notas

Metas para hoy_____________________   (L) (M) (M) (J) (V) (S) (D)

grupo muscular _____________   Peso __________   Fecha y __________

Estirar ◯ Calentamiento_________________________________   hora

Entrenamiento de fuerza

Ejercicio	Colocar	1	2	3	4	5	6	7
	repeticiones							
	Peso							
	repeticiones							
	Peso							
	repeticiones							
	Peso							
	repeticiones							
	Peso							
	repeticiones							
	Peso							
	repeticiones							
	Peso							
	repeticiones							
	Peso							
	repeticiones							
	Peso							

Cardio

Ejercicio

	calorías	Distancia	Tiempo

Consumo de __________
agua

Enfriarse __________

Sentimiento ☆☆☆☆☆

notas

Metas para hoy ___________________ Ⓛ Ⓜ Ⓜ Ⓙ Ⓥ Ⓢ Ⓓ

grupo muscular ______________ Peso __________ Fecha y __________
hora

Estirar ◯ Calentamiento _______________________________________

Entrenamiento de fuerza

Ejercicio	Colocar	1	2	3	4	5	6	7
	repeticiones							
	Peso							
	repeticiones							
	Peso							
	repeticiones							
	Peso							
	repeticiones							
	Peso							
	repeticiones							
	Peso							
	repeticiones							
	Peso							
	repeticiones							
	Peso							

Cardio

Ejercicio

	calorías	Distancia	Tiempo

Consumo de __________
agua

Enfriarse ______________

Sentimiento ☆☆☆☆☆

notas

Metas para hoy________________________   Ⓛ Ⓜ Ⓜ Ⓙ Ⓥ Ⓢ Ⓓ

grupo muscular ______________   Peso __________   Fecha y __________
hora

Estirar ○ Calentamiento ____

Entrenamiento de fuerza

Ejercicio	Colocar	1	2	3	4	5	6	7
	repeticiones							
	Peso							
	repeticiones							
	Peso							
	repeticiones							
	Peso							
	repeticiones							
	Peso							
	repeticiones							
	Peso							
	repeticiones							
	Peso							
	repeticiones							
	Peso							
	repeticiones							
	Peso							

Cardio

Ejercicio

	calorías	Distancia	Tiempo
____________			
____________			
____________			
____________			

Consumo de __________
agua

Enfriarse __________

Sentimiento ☆☆☆☆☆

notas

Metas para hoy_____________________ Ⓛ Ⓜ Ⓜ Ⓙ Ⓥ Ⓢ Ⓓ

grupo muscular _____________ Peso _________ Fecha y _________

Estirar ◯ Calentamiento_________________________ hora

Entrenamiento de fuerza

Ejercicio	Colocar	1	2	3	4	5	6	7
	repeticiones							
	Peso							
	repeticiones							
	Peso							
	repeticiones							
	Peso							
	repeticiones							
	Peso							
	repeticiones							
	Peso							
	repeticiones							
	Peso							
	repeticiones							
	Peso							
	repeticiones							
	Peso							

Cardio

Ejercicio	calorías	Distancia	Tiempo
__________			
__________			
__________			
__________			

Consumo de _________ agua

Enfriarse _____________

Sentimiento ☆☆☆☆☆

notas

Metas para hoy________________ Ⓛ Ⓜ Ⓜ Ⓙ Ⓥ Ⓢ Ⓓ

grupo muscular ____________ Peso _________ Fecha y ________
hora

Estirar ◯ Calentamiento ________________________________

Entrenamiento de fuerza

Ejercicio	Colocar	1	2	3	4	5	6	7
	repeticiones							
	Peso							
	repeticiones							
	Peso							
	repeticiones							
	Peso							
	repeticiones							
	Peso							
	repeticiones							
	Peso							
	repeticiones							
	Peso							
	repeticiones							
	Peso							

Cardio

Ejercicio

	calorías	Distancia	Tiempo

Consumo de ________
agua

Enfriarse ____________

Sentimiento ☆☆☆☆☆

notas

Metas para hoy _________________ (L) (M) (M) (J) (V) (S) (D)

grupo muscular ___________ Peso _________ Fecha y _________
hora

Estirar ○ Calentamiento _______________________________

Entrenamiento de fuerza

Ejercicio	Colocar	1	2	3	4	5	6	7
	repeticiones							
	Peso							
	repeticiones							
	Peso							
	repeticiones							
	Peso							
	repeticiones							
	Peso							
	repeticiones							
	Peso							
	repeticiones							
	Peso							
	repeticiones							
	Peso							
	repeticiones							
	Peso							

Cardio

Ejercicio

	calorías	Distancia	Tiempo

Consumo de _________
agua

Enfriarse _____________

Sentimiento ☆☆☆☆☆

notas

Metas para hoy _______________________ (L) (M) (M) (J) (V) (S) (D)

grupo muscular _______________ Peso _________ Fecha y _________
Estirar ◯ Calentamiento ________________________________ hora

Entrenamiento de fuerza

Ejercicio	Colocar	1	2	3	4	5	6	7
	repeticiones							
	Peso							
	repeticiones							
	Peso							
	repeticiones							
	Peso							
	repeticiones							
	Peso							
	repeticiones							
	Peso							
	repeticiones							
	Peso							
	repeticiones							
	Peso							
	repeticiones							
	Peso							

Cardio

Ejercicio	calorías	Distancia	Tiempo
________			
________			
________			
________			

Consumo de _________
agua

Enfriarse _____________

Sentimiento ☆☆☆☆☆

notas

Metas para hoy _________________ Ⓛ Ⓜ Ⓜ Ⓙ Ⓥ Ⓢ Ⓓ

grupo muscular _____________ Peso _________ Fecha y _________
hora

Estirar ◯ Calentamiento ____

Entrenamiento de fuerza

Ejercicio	Colocar	1	2	3	4	5	6	7
	repeticiones							
	Peso							
	repeticiones							
	Peso							
	repeticiones							
	Peso							
	repeticiones							
	Peso							
	repeticiones							
	Peso							
	repeticiones							
	Peso							
	repeticiones							
	Peso							

Cardio

Ejercicio	calorías	Distancia	Tiempo
_______			
_______			
_______			
_______			

Consumo de _________
agua

Enfriarse _____________

Sentimiento ☆☆☆☆☆

notas

Metas para hoy__________________ (L) (M) (M) (J) (V) (S) (D)

grupo muscular ______________ Peso __________ Fecha y __________

Estirar ◯ Calentamiento __________________________________ hora

Entrenamiento de fuerza

Ejercicio	Colocar	1	2	3	4	5	6	7
	repeticiones							
	Peso							
	repeticiones							
	Peso							
	repeticiones							
	Peso							
	repeticiones							
	Peso							
	repeticiones							
	Peso							
	repeticiones							
	Peso							
	repeticiones							
	Peso							
	repeticiones							
	Peso							

Cardio

Ejercicio

	calorías	Distancia	Tiempo
__________			
__________			
__________			
__________			

Consumo de __________ agua

Enfriarse __________

Sentimiento ☆ ☆ ☆ ☆ ☆

notas

Metas para hoy_________________ Ⓛ Ⓜ Ⓜ Ⓙ Ⓥ Ⓢ Ⓓ

grupo muscular _____________ Peso __________ Fecha y _________
hora

Estirar ◯ **Calentamiento** _______________________________________

Entrenamiento de fuerza

Ejercicio	Colocar	1	2	3	4	5	6	7
	repeticiones							
	Peso							
	repeticiones							
	Peso							
	repeticiones							
	Peso							
	repeticiones							
	Peso							
	repeticiones							
	Peso							
	repeticiones							
	Peso							
	repeticiones							
	Peso							
	repeticiones							
	Peso							

Cardio

Ejercicio

	calorías	Distancia	Tiempo

Consumo de _________
agua

Enfriarse _____________

Sentimiento ☆☆☆☆☆

notas

Metas para hoy _______________________ Ⓛ Ⓜ Ⓜ Ⓙ Ⓥ Ⓢ Ⓓ

grupo muscular _______________ Peso __________ Fecha y __________
hora

Estirar ○ Calentamiento ____

Entrenamiento de fuerza

Ejercicio	Colocar	1	2	3	4	5	6	7
	repeticiones							
	Peso							
	repeticiones							
	Peso							
	repeticiones							
	Peso							
	repeticiones							
	Peso							
	repeticiones							
	Peso							
	repeticiones							
	Peso							
	repeticiones							
	Peso							
	repeticiones							
	Peso							

Cardio

Ejercicio

	calorías	Distancia	Tiempo

Consumo de _________ agua

Enfriarse _____________

Sentimiento ☆☆☆☆☆

notas

Metas para hoy______________________ (L) (M) (M) (J) (V) (S) (D)

grupo muscular ______________ Peso __________ Fecha y __________
hora

Estirar ◯ Calentamiento ____

Entrenamiento de fuerza

Ejercicio	Colocar	1	2	3	4	5	6	7
	repeticiones							
	Peso							
	repeticiones							
	Peso							
	repeticiones							
	Peso							
	repeticiones							
	Peso							
	repeticiones							
	Peso							
	repeticiones							
	Peso							
	repeticiones							
	Peso							

Cardio

Ejercicio	calorías	Distancia	Tiempo

Consumo de _____________
agua

Enfriarse _____________

Sentimiento ☆☆☆☆☆

notas

Metas para hoy _________________________   Ⓛ Ⓜ Ⓜ Ⓙ Ⓥ Ⓢ Ⓓ

grupo muscular _____________   Peso _________   Fecha y _________ hora

Estirar ◯ Calentamiento _____________________________________

Entrenamiento de fuerza

Ejercicio	Colocar	1	2	3	4	5	6	7
	repeticiones							
	Peso							
	repeticiones							
	Peso							
	repeticiones							
	Peso							
	repeticiones							
	Peso							
	repeticiones							
	Peso							
	repeticiones							
	Peso							
	repeticiones							
	Peso							

Cardio

Ejercicio

	calorías	Distancia	Tiempo
___________			
___________			
___________			
___________			

Consumo de _________ agua

Enfriarse _____________

Sentimiento ☆☆☆☆☆

notas

Metas para hoy______________________ Ⓛ Ⓜ Ⓜ Ⓙ Ⓥ Ⓢ Ⓓ

grupo muscular ______________ Peso __________ Fecha y __________

Estirar ◯ Calentamiento ________________________________ hora

Entrenamiento de fuerza

Ejercicio	Colocar	1	2	3	4	5	6	7
	repeticiones							
	Peso							
	repeticiones							
	Peso							
	repeticiones							
	Peso							
	repeticiones							
	Peso							
	repeticiones							
	Peso							
	repeticiones							
	Peso							
	repeticiones							
	Peso							

Cardio

Ejercicio	calorías	Distancia	Tiempo
__________			
__________			
__________			
__________			

Consumo de agua __________

Enfriarse __________

Sentimiento ☆☆☆☆☆

notas

Metas para hoy_____________________   (L) (M) (M) (J) (V) (S) (D)

grupo muscular ____________ Peso ________ Fecha y _________

Estirar ○ Calentamiento __________________________________ hora

Entrenamiento de fuerza

Ejercicio	Colocar	1	2	3	4	5	6	7
	repeticiones							
	Peso							
	repeticiones							
	Peso							
	repeticiones							
	Peso							
	repeticiones							
	Peso							
	repeticiones							
	Peso							
	repeticiones							
	Peso							
	repeticiones							
	Peso							
	repeticiones							
	Peso							

Cardio

Ejercicio	calorías	Distancia	Tiempo

Consumo de ____________ agua

Enfriarse _______________

Sentimiento ☆☆☆☆☆

notas

Metas para hoy______________________ Ⓛ Ⓜ Ⓜ Ⓙ Ⓥ Ⓢ Ⓓ

grupo muscular ______________ Peso __________ Fecha y __________
hora
Estirar ○ Calentamiento ____

Entrenamiento de fuerza

Ejercicio	Colocar	1	2	3	4	5	6	7
	repeticiones							
	Peso							
	repeticiones							
	Peso							
	repeticiones							
	Peso							
	repeticiones							
	Peso							
	repeticiones							
	Peso							
	repeticiones							
	Peso							
	repeticiones							
	Peso							
	repeticiones							
	Peso							

Cardio

Ejercicio

	calorías	Distancia	Tiempo
_______________			
_______________			
_______________			
_______________			

Consumo de __________
agua

Enfriarse __________

Sentimiento ☆☆☆☆☆

notas

Metas para hoy _____________________ Ⓛ Ⓜ Ⓜ Ⓙ Ⓥ Ⓢ Ⓓ

grupo muscular _____________ Peso __________ Fecha y __________
hora

Estirar ◯ Calentamiento _______________________________________

Entrenamiento de fuerza

Ejercicio	Colocar	1	2	3	4	5	6	7
	repeticiones							
	Peso							
	repeticiones							
	Peso							
	repeticiones							
	Peso							
	repeticiones							
	Peso							
	repeticiones							
	Peso							
	repeticiones							
	Peso							
	repeticiones							
	Peso							
	repeticiones							
	Peso							

Cardio

Ejercicio

	calorías	Distancia	Tiempo

Consumo de __________
agua

Enfriarse __________

Sentimiento ☆☆☆☆☆

notas

Metas para hoy_____________________ (L) (M) (M) (J) (V) (S) (D)

grupo muscular _____________ Peso __________ Fecha y __________

Estirar ◯ Calentamiento ___________________________________ hora

Entrenamiento de fuerza

Ejercicio	Colocar	1	2	3	4	5	6	7
	repeticiones							
	Peso							
	repeticiones							
	Peso							
	repeticiones							
	Peso							
	repeticiones							
	Peso							
	repeticiones							
	Peso							
	repeticiones							
	Peso							
	repeticiones							
	Peso							
	repeticiones							
	Peso							

Cardio

Ejercicio

	calorías	Distancia	Tiempo

Consumo de __________ agua

Enfriarse __________

Sentimiento ☆☆☆☆☆

notas

Metas para hoy______________________ (L) (M) (M) (J) (V) (S) (D)

grupo muscular ____________ Peso ________ Fecha y ________

Estirar ◯ Calentamiento __________________________ hora

Entrenamiento de fuerza

Ejercicio	Colocar	1	2	3	4	5	6	7
	repeticiones							
	Peso							
	repeticiones							
	Peso							
	repeticiones							
	Peso							
	repeticiones							
	Peso							
	repeticiones							
	Peso							
	repeticiones							
	Peso							
	repeticiones							
	Peso							
	repeticiones							
	Peso							

Cardio

Ejercicio

	calorías	Distancia	Tiempo
__________			
__________			
__________			
__________			

Consumo de __________ agua

Enfriarse __________

Sentimiento ☆☆☆☆☆

notas

Metas para hoy_____________________ (L) (M) (M) (J) (V) (S) (D)

grupo muscular ______________ Peso __________ Fecha y __________
Estirar ◯ Calentamiento_______________________________ hora

Entrenamiento de fuerza

Ejercicio	Colocar	1	2	3	4	5	6	7
	repeticiones							
	Peso							
	repeticiones							
	Peso							
	repeticiones							
	Peso							
	repeticiones							
	Peso							
	repeticiones							
	Peso							
	repeticiones							
	Peso							
	repeticiones							
	Peso							
	repeticiones							
	Peso							

Cardio

Ejercicio	calorías	Distancia	Tiempo
__________			
__________			
__________			
__________			

Consumo de __________
agua

Enfriarse __________

Sentimiento ☆☆☆☆☆

notas

Metas para hoy _______________ Ⓛ Ⓜ Ⓜ Ⓙ Ⓥ Ⓢ Ⓓ

grupo muscular _____________ Peso _________ Fecha y _________ hora

Estirar ◯ Calentamiento _____________________________________

Entrenamiento de fuerza

Ejercicio	Colocar	1	2	3	4	5	6	7
	repeticiones							
	Peso							
	repeticiones							
	Peso							
	repeticiones							
	Peso							
	repeticiones							
	Peso							
	repeticiones							
	Peso							
	repeticiones							
	Peso							
	repeticiones							
	Peso							

Cardio

Ejercicio

	calorías	Distancia	Tiempo
____________			
____________			
____________			
____________			

Consumo de _____________ agua

Enfriarse _____________

Sentimiento ☆☆☆☆☆

notas

Metas para hoy_____________________   (L) (M) (M) (J) (V) (S) (D)

grupo muscular   _____________   Peso   _________   Fecha y _________
                                                         hora

Estirar ○ Calentamiento   ____

Entrenamiento de fuerza

Ejercicio	Colocar	1	2	3	4	5	6	7
	repeticiones							
	Peso							
	repeticiones							
	Peso							
	repeticiones							
	Peso							
	repeticiones							
	Peso							
	repeticiones							
	Peso							
	repeticiones							
	Peso							
	repeticiones							
	Peso							
	repeticiones							
	Peso							

Cardio

Ejercicio

Ejercicio	calorías	Distancia	Tiempo
____________			
____________			
____________			
____________			

Consumo de _________
agua

Enfriarse _____________

Sentimiento ☆☆☆☆☆

notas

Metas para hoy_________________________ Ⓛ Ⓜ Ⓜ Ⓙ Ⓥ Ⓢ Ⓓ

grupo muscular _______________ Peso __________ Fecha y __________
hora

Estirar ○ Calentamiento ____

Entrenamiento de fuerza

Ejercicio	Colocar	1	2	3	4	5	6	7
	repeticiones							
	Peso							
	repeticiones							
	Peso							
	repeticiones							
	Peso							
	repeticiones							
	Peso							
	repeticiones							
	Peso							
	repeticiones							
	Peso							
	repeticiones							
	Peso							
	repeticiones							
	Peso							

Cardio

Ejercicio	calorías	Distancia	Tiempo
_________			
_________			
_________			
_________			
_________			

Consumo de __________
agua

Enfriarse __________

Sentimiento ☆☆☆☆☆

notas

Metas para hoy_________________________ Ⓛ Ⓜ Ⓜ Ⓙ Ⓥ Ⓢ Ⓓ

grupo muscular _______________ Peso _________ Fecha y _________

Estirar ◯ Calentamiento _________________________ hora

Entrenamiento de fuerza

Ejercicio	Colocar	1	2	3	4	5	6	7
	repeticiones							
	Peso							
	repeticiones							
	Peso							
	repeticiones							
	Peso							
	repeticiones							
	Peso							
	repeticiones							
	Peso							
	repeticiones							
	Peso							
	repeticiones							
	Peso							

Cardio

Ejercicio	calorías	Distancia	Tiempo

Consumo de agua _________

Enfriarse _____________

Sentimiento ☆☆☆☆☆

notas

Metas para hoy _______________________ Ⓛ Ⓜ Ⓜ Ⓙ Ⓥ Ⓢ Ⓓ

grupo muscular ___________ Peso __________ Fecha y __________
hora

Estirar ◯ Calentamiento ___________________________________

Entrenamiento de fuerza

Ejercicio	Colocar	1	2	3	4	5	6	7
	repeticiones							
	Peso							
	repeticiones							
	Peso							
	repeticiones							
	Peso							
	repeticiones							
	Peso							
	repeticiones							
	Peso							
	repeticiones							
	Peso							
	repeticiones							
	Peso							

Cardio

Ejercicio

	calorías	Distancia	Tiempo

Consumo de __________
agua

Enfriarse __________

Sentimiento ☆☆☆☆☆

notas

Metas para hoy _______________________ Ⓛ Ⓜ Ⓜ Ⓙ Ⓥ Ⓢ Ⓓ

grupo muscular _______________ Peso __________ Fecha y __________

Estirar ◯ **Calentamiento** ____________________________________ hora

Entrenamiento de fuerza

Ejercicio	Colocar	1	2	3	4	5	6	7
	repeticiones							
	Peso							
	repeticiones							
	Peso							
	repeticiones							
	Peso							
	repeticiones							
	Peso							
	repeticiones							
	Peso							
	repeticiones							
	Peso							
	repeticiones							
	Peso							
	repeticiones							
	Peso							

Cardio

Ejercicio

Ejercicio	calorías	Distancia	Tiempo
____________			
____________			
____________			
____________			

Consumo de agua __________

Enfriarse __________

Sentimiento ☆☆☆☆☆

notas

Metas para hoy _______________________ (L) (M) (M) (J) (V) (S) (D)

grupo muscular _______________ Peso __________ Fecha y __________

Estirar ◯ Calentamiento ____ hora

Entrenamiento de fuerza

Ejercicio	Colocar	1	2	3	4	5	6	7
	repeticiones							
	Peso							
	repeticiones							
	Peso							
	repeticiones							
	Peso							
	repeticiones							
	Peso							
	repeticiones							
	Peso							
	repeticiones							
	Peso							
	repeticiones							
	Peso							
	repeticiones							
	Peso							

Cardio

Ejercicio

	calorías	Distancia	Tiempo
______			
______			
______			
______			

Consumo de __________ agua

Enfriarse __________

Sentimiento ☆☆☆☆☆

notas

Metas para hoy _______________________ Ⓛ Ⓜ Ⓜ Ⓙ Ⓥ Ⓢ Ⓓ

grupo muscular _______________ Peso _________ Fecha y _________
hora

Estirar ◯ Calentamiento ____

Entrenamiento de fuerza

Ejercicio	Colocar	1	2	3	4	5	6	7
	repeticiones							
	Peso							
	repeticiones							
	Peso							
	repeticiones							
	Peso							
	repeticiones							
	Peso							
	repeticiones							
	Peso							
	repeticiones							
	Peso							
	repeticiones							
	Peso							
	repeticiones							
	Peso							

Cardio

Ejercicio

	calorías	Distancia	Tiempo
_____________			
_____________			
_____________			
_____________			

Consumo de _____________
agua

Enfriarse _____________

Sentimiento ☆☆☆☆☆

notas

Metas para hoy_______________________ Ⓛ Ⓜ Ⓜ Ⓙ Ⓥ Ⓢ Ⓓ

grupo muscular _______________ Peso __________ Fecha y __________

Estirar ◯ Calentamiento ________________________________ hora

Entrenamiento de fuerza

Ejercicio	Colocar	1	2	3	4	5	6	7
	repeticiones							
	Peso							
	repeticiones							
	Peso							
	repeticiones							
	Peso							
	repeticiones							
	Peso							
	repeticiones							
	Peso							
	repeticiones							
	Peso							
	repeticiones							
	Peso							
	repeticiones							
	Peso							

Cardio

Ejercicio

	calorías	Distancia	Tiempo
_______________			
_______________			
_______________			
_______________			
_______________			

Consumo de __________ agua

Enfriarse ______________

Sentimiento ☆☆☆☆☆

notas

Metas para hoy __________________ Ⓛ Ⓜ Ⓜ Ⓙ Ⓥ Ⓢ Ⓓ

grupo muscular ______________ Peso __________ Fecha y __________

Estirar ○ Calentamiento ________________________________ hora

Entrenamiento de fuerza

Ejercicio	Colocar	1	2	3	4	5	6	7
	repeticiones							
	Peso							
	repeticiones							
	Peso							
	repeticiones							
	Peso							
	repeticiones							
	Peso							
	repeticiones							
	Peso							
	repeticiones							
	Peso							
	repeticiones							
	Peso							

Cardio

Ejercicio

	calorías	Distancia	Tiempo

Consumo de agua __________

Enfriarse __________

Sentimiento ☆☆☆☆☆

notas

Metas para hoy________________________ Ⓛ Ⓜ Ⓜ Ⓙ Ⓥ Ⓢ Ⓓ

grupo muscular _______________ Peso _________ Fecha y _________
hora

Estirar ◯ Calentamiento ____

Entrenamiento de fuerza

Ejercicio	Colocar	1	2	3	4	5	6	7
	repeticiones							
	Peso							
	repeticiones							
	Peso							
	repeticiones							
	Peso							
	repeticiones							
	Peso							
	repeticiones							
	Peso							
	repeticiones							
	Peso							
	repeticiones							
	Peso							

Cardio

Ejercicio

	calorías	Distancia	Tiempo
_______			
_______			
_______			
_______			

Consumo de _________
agua

Enfriarse ____________

Sentimiento ☆☆☆☆☆

notas

Metas para hoy _______________ (L) (M) (M) (J) (V) (S) (D)

grupo muscular _____________ Peso __________ Fecha y __________
hora

Estirar ◯ **Calentamiento** ______________________________

Entrenamiento de fuerza

Ejercicio	Colocar	1	2	3	4	5	6	7
	repeticiones							
	Peso							
	repeticiones							
	Peso							
	repeticiones							
	Peso							
	repeticiones							
	Peso							
	repeticiones							
	Peso							
	repeticiones							
	Peso							
	repeticiones							
	Peso							

Cardio

Ejercicio	calorías	Distancia	Tiempo
______________			
______________			
______________			
______________			

Consumo de __________
agua

Enfriarse __________

Sentimiento ☆☆☆☆☆

notas

Metas para hoy________________ (L) (M) (M) (J) (V) (S) (D)

grupo muscular ______________ Peso __________ Fecha y __________
                                                 hora

Estirar ◯ Calentamiento ____

Entrenamiento de fuerza

Ejercicio	Colocar	1	2	3	4	5	6	7
	repeticiones							
	Peso							
	repeticiones							
	Peso							
	repeticiones							
	Peso							
	repeticiones							
	Peso							
	repeticiones							
	Peso							
	repeticiones							
	Peso							
	repeticiones							
	Peso							
	repeticiones							
	Peso							

Cardio

Ejercicio

	calorías	Distancia	Tiempo
__________			
__________			
__________			
__________			

Consumo de __________
agua

Enfriarse __________

Sentimiento ☆☆☆☆☆

notas

Metas para hoy __________________ Ⓛ Ⓜ Ⓜ Ⓙ Ⓥ Ⓢ Ⓓ

grupo muscular ____________ Peso __________ Fecha y __________
hora

Estirar ◯ Calentamiento ____

Entrenamiento de fuerza

Ejercicio	Colocar	1	2	3	4	5	6	7
	repeticiones							
	Peso							
	repeticiones							
	Peso							
	repeticiones							
	Peso							
	repeticiones							
	Peso							
	repeticiones							
	Peso							
	repeticiones							
	Peso							
	repeticiones							
	Peso							
	repeticiones							
	Peso							

Cardio

Ejercicio

	calorías	Distancia	Tiempo
__________			
__________			
__________			
__________			

Consumo de __________
agua

Enfriarse __________

Sentimiento ☆☆☆☆☆

notas

Metas para hoy________________ Ⓛ Ⓜ Ⓜ Ⓙ Ⓥ Ⓢ Ⓓ

grupo muscular ______________ Peso __________ Fecha y __________
hora

Estirar ◯ Calentamiento ______________________________________

Entrenamiento de fuerza

Ejercicio	Colocar	1	2	3	4	5	6	7
	repeticiones							
	Peso							
	repeticiones							
	Peso							
	repeticiones							
	Peso							
	repeticiones							
	Peso							
	repeticiones							
	Peso							
	repeticiones							
	Peso							
	repeticiones							
	Peso							
	repeticiones							
	Peso							

Cardio

Ejercicio

	calorías	Distancia	Tiempo

Consumo de __________
agua

Enfriarse ______________

Sentimiento ☆☆☆☆☆

notas

Metas para hoy _____________________ (L) (M) (M) (J) (V) (S) (D)

grupo muscular _____________ Peso _________ Fecha y _________
hora

Estirar ◯ Calentamiento _________________________________

Entrenamiento de fuerza

Ejercicio	Colocar	1	2	3	4	5	6	7
	repeticiones							
	Peso							
	repeticiones							
	Peso							
	repeticiones							
	Peso							
	repeticiones							
	Peso							
	repeticiones							
	Peso							
	repeticiones							
	Peso							
	repeticiones							
	Peso							

Cardio

Ejercicio

	calorías	Distancia	Tiempo

Consumo de _________
agua

Enfriarse _____________

Sentimiento ☆☆☆☆☆

notas

Metas para hoy________________________   (L) (M) (M) (J) (V) (S) (D)

grupo muscular ______________ Peso __________ Fecha y __________
hora

Estirar ◯ Calentamiento ____

Entrenamiento de fuerza

Ejercicio	Colocar	1	2	3	4	5	6	7
	repeticiones							
	Peso							
	repeticiones							
	Peso							
	repeticiones							
	Peso							
	repeticiones							
	Peso							
	repeticiones							
	Peso							
	repeticiones							
	Peso							
	repeticiones							
	Peso							
	repeticiones							
	Peso							

Cardio

Ejercicio	calorías	Distancia	Tiempo
___________			
___________			
___________			
___________			
___________			

Consumo de __________
agua

Enfriarse __________

Sentimiento ☆☆☆☆☆

notas

Metas para hoy _________________________ (L) (M) (M) (J) (V) (S) (D)

grupo muscular _____________ Peso _________ Fecha y _________

Estirar ◯ Calentamiento _________________________________ hora

Entrenamiento de fuerza

Ejercicio	Colocar	1	2	3	4	5	6	7
	repeticiones							
	Peso							
	repeticiones							
	Peso							
	repeticiones							
	Peso							
	repeticiones							
	Peso							
	repeticiones							
	Peso							
	repeticiones							
	Peso							
	repeticiones							
	Peso							

Cardio

Ejercicio	calorías	Distancia	Tiempo

Consumo de _________ agua

Enfriarse _________

Sentimiento ☆☆☆☆☆

notas

Metas para hoy __________________ (L) (M) (M) (J) (V) (S) (D)

grupo muscular ______________ Peso __________ Fecha y __________ hora

Estirar ◯ Calentamiento ______________________________

Entrenamiento de fuerza

Ejercicio	Colocar	1	2	3	4	5	6	7
	repeticiones							
	Peso							
	repeticiones							
	Peso							
	repeticiones							
	Peso							
	repeticiones							
	Peso							
	repeticiones							
	Peso							
	repeticiones							
	Peso							
	repeticiones							
	Peso							

Cardio

Ejercicio

	calorías	Distancia	Tiempo
____________			
____________			
____________			
____________			

Consumo de __________ agua

Enfriarse __________

Sentimiento ☆☆☆☆☆

notas

Metas para hoy________________   (L) (M) (M) (J) (V) (S) (D)

grupo muscular ________________   Peso __________   Fecha y __________
hora

Estirar ◯ Calentamiento ____

Entrenamiento de fuerza

Ejercicio	Colocar	1	2	3	4	5	6	7
	repeticiones							
	Peso							
	repeticiones							
	Peso							
	repeticiones							
	Peso							
	repeticiones							
	Peso							
	repeticiones							
	Peso							
	repeticiones							
	Peso							
	repeticiones							
	Peso							

Cardio

Ejercicio	calorías	Distancia	Tiempo

Consumo de __________ agua

Enfriarse __________

Sentimiento ☆☆☆☆☆

notas

Metas para hoy_____________________ (L) (M) (M) (J) (V) (S) (D)

grupo muscular _______________ Peso __________ Fecha y __________
hora

Estirar ◯ Calentamiento ______________________________________

Entrenamiento de fuerza

Ejercicio	Colocar	1	2	3	4	5	6	7
	repeticiones							
	Peso							
	repeticiones							
	Peso							
	repeticiones							
	Peso							
	repeticiones							
	Peso							
	repeticiones							
	Peso							
	repeticiones							
	Peso							
	repeticiones							
	Peso							
	repeticiones							
	Peso							

Cardio

Ejercicio

	calorías	Distancia	Tiempo

Consumo de __________
agua

Enfriarse ____________

Sentimiento ☆☆☆☆☆

notas

Metas para hoy__________________ Ⓛ Ⓜ Ⓜ Ⓙ Ⓥ Ⓢ Ⓓ

grupo muscular ____________ Peso _________ Fecha y __________
hora

Estirar ◯ Calentamiento __________________________________

Entrenamiento de fuerza

Ejercicio	Colocar	1	2	3	4	5	6	7
	repeticiones							
	Peso							
	repeticiones							
	Peso							
	repeticiones							
	Peso							
	repeticiones							
	Peso							
	repeticiones							
	Peso							
	repeticiones							
	Peso							
	repeticiones							
	Peso							
	repeticiones							
	Peso							

Cardio

Ejercicio

	calorías	Distancia	Tiempo

Consumo de __________
agua

Enfriarse _______________

Sentimiento ☆☆☆☆☆

notas

Metas para hoy _______________________ Ⓛ Ⓜ Ⓜ Ⓙ Ⓥ Ⓢ Ⓓ

grupo muscular _____________ Peso _________ Fecha y _________
                                                  hora
Estirar ◯ Calentamiento ____

Entrenamiento de fuerza

Ejercicio	Colocar	1	2	3	4	5	6	7
	repeticiones							
	Peso							
	repeticiones							
	Peso							
	repeticiones							
	Peso							
	repeticiones							
	Peso							
	repeticiones							
	Peso							
	repeticiones							
	Peso							
	repeticiones							
	Peso							
	repeticiones							
	Peso							

Cardio

Ejercicio

	calorías	Distancia	Tiempo

Consumo de _________
agua

Enfriarse _____________

Sentimiento ☆☆☆☆☆

notas

Metas para hoy______________________   (L) (M) (M) (J) (V) (S) (D)

grupo muscular ______________   Peso __________   Fecha y __________

Estirar ◯ Calentamiento______________________________________   hora

Entrenamiento de fuerza

Ejercicio	Colocar	1	2	3	4	5	6	7
	repeticiones							
	Peso							
	repeticiones							
	Peso							
	repeticiones							
	Peso							
	repeticiones							
	Peso							
	repeticiones							
	Peso							
	repeticiones							
	Peso							
	repeticiones							
	Peso							
	repeticiones							
	Peso							

Cardio

Ejercicio

	calorías	Distancia	Tiempo

Consumo de ______________
agua

Enfriarse ______________

Sentimiento ☆☆☆☆☆

notas

Metas para hoy_________________________   (L) (M) (M) (J) (V) (S) (D)

grupo muscular _____________ Peso _________ Fecha y _________
                                                 hora
Estirar ◯ Calentamiento ____

Entrenamiento de fuerza

Ejercicio	Colocar	1	2	3	4	5	6	7
	repeticiones							
	Peso							
	repeticiones							
	Peso							
	repeticiones							
	Peso							
	repeticiones							
	Peso							
	repeticiones							
	Peso							
	repeticiones							
	Peso							
	repeticiones							
	Peso							
	repeticiones							
	Peso							

Cardio

Ejercicio	calorías	Distancia	Tiempo

Consumo de _________
agua

Enfriarse _____________

Sentimiento ☆☆☆☆☆

notas

Metas para hoy _______________   (L) (M) (M) (J) (V) (S) (D)

grupo muscular _______________   Peso _________   Fecha y _________
                                                        hora
Estirar ○ Calentamiento _______________________________________

Entrenamiento de fuerza

Ejercicio	Colocar	1	2	3	4	5	6	7
	repeticiones							
	Peso							
	repeticiones							
	Peso							
	repeticiones							
	Peso							
	repeticiones							
	Peso							
	repeticiones							
	Peso							
	repeticiones							
	Peso							
	repeticiones							
	Peso							
	repeticiones							
	Peso							

Cardio

Ejercicio

	calorías	Distancia	Tiempo

Consumo de _________ agua

Enfriarse _____________

Sentimiento ☆☆☆☆☆

notas

Metas para hoy_________________________ (L) (M) (M) (J) (V) (S) (D)

grupo muscular _______________ Peso __________ Fecha y __________ hora

Estirar ◯ Calentamiento_______________________________________

Entrenamiento de fuerza

Ejercicio	Colocar	1	2	3	4	5	6	7
	repeticiones							
	Peso							
	repeticiones							
	Peso							
	repeticiones							
	Peso							
	repeticiones							
	Peso							
	repeticiones							
	Peso							
	repeticiones							
	Peso							
	repeticiones							
	Peso							

Cardio

Ejercicio	calorías	Distancia	Tiempo
___________			
___________			
___________			
___________			

Consumo de _______ agua

Enfriarse _______________

Sentimiento ☆☆☆☆☆

notas

Metas para hoy_____________________   (L) (M) (M) (J) (V) (S) (D)

grupo muscular _____________   Peso _________   Fecha y _________
hora

Estirar ◯ Calentamiento____

Entrenamiento de fuerza

Ejercicio	Colocar	1	2	3	4	5	6	7
	repeticiones							
	Peso							
	repeticiones							
	Peso							
	repeticiones							
	Peso							
	repeticiones							
	Peso							
	repeticiones							
	Peso							
	repeticiones							
	Peso							
	repeticiones							
	Peso							
	repeticiones							
	Peso							

Cardio

Ejercicio	calorías	Distancia	Tiempo

Consumo de _________
agua

Enfriarse _____________

Sentimiento ☆☆☆☆☆

notas

Metas para hoy_____________________ (L) (M) (M) (J) (V) (S) (D)

grupo muscular _____________ Peso __________ Fecha y __________
hora

Estirar ◯ Calentamiento ____

Entrenamiento de fuerza

Ejercicio	Colocar	1	2	3	4	5	6	7
	repeticiones							
	Peso							
	repeticiones							
	Peso							
	repeticiones							
	Peso							
	repeticiones							
	Peso							
	repeticiones							
	Peso							
	repeticiones							
	Peso							
	repeticiones							
	Peso							

Cardio

Ejercicio	calorías	Distancia	Tiempo
______________			
______________			
______________			
______________			

Consumo de __________
agua

Enfriarse _____________

Sentimiento ☆☆☆☆☆

notas

Metas para hoy__________________ (L) (M) (M) (J) (V) (S) (D)

grupo muscular ______________ Peso __________ Fecha y __________
hora
Estirar ◯ Calentamiento _____________________________________

Entrenamiento de fuerza

Ejercicio	Colocar	1	2	3	4	5	6	7
	repeticiones							
	Peso							
	repeticiones							
	Peso							
	repeticiones							
	Peso							
	repeticiones							
	Peso							
	repeticiones							
	Peso							
	repeticiones							
	Peso							
	repeticiones							
	Peso							

Cardio

Ejercicio

	calorías	Distancia	Tiempo
________			
________			
________			
________			

Consumo de __________
agua

Enfriarse ______________

Sentimiento ☆☆☆☆☆

notas

Metas para hoy ________________________ Ⓛ Ⓜ Ⓜ Ⓙ Ⓥ Ⓢ Ⓓ

grupo muscular ____________ **Peso** ________ **Fecha y hora** ________

Estirar ○ **Calentamiento** ________________________________

Entrenamiento de fuerza

Ejercicio	Colocar	1	2	3	4	5	6	7
	repeticiones							
	Peso							
	repeticiones							
	Peso							
	repeticiones							
	Peso							
	repeticiones							
	Peso							
	repeticiones							
	Peso							
	repeticiones							
	Peso							
	repeticiones							
	Peso							

Cardio

Ejercicio	calorías	Distancia	Tiempo
____________			
____________			
____________			
____________			

Consumo de agua ____________

Enfriarse ____________

Sentimiento ☆☆☆☆☆

notas

Metas para hoy _________________ Ⓛ Ⓜ Ⓜ Ⓙ Ⓥ Ⓢ Ⓓ

grupo muscular _____________ Peso _________ Fecha y _________
hora

Estirar ○ Calentamiento _______________________________

Entrenamiento de fuerza

Ejercicio	**Colocar**	**1**	**2**	**3**	**4**	**5**	**6**	**7**
	repeticiones							
	Peso							
	repeticiones							
	Peso							
	repeticiones							
	Peso							
	repeticiones							
	Peso							
	repeticiones							
	Peso							
	repeticiones							
	Peso							
	repeticiones							
	Peso							

Cardio

Ejercicio

	calorías	Distancia	Tiempo
_______________			
_______________			
_______________			
_______________			

Consumo de _________
agua

Enfriarse _____________

Sentimiento ☆☆☆☆☆

notas

Metas para hoy______________________ Ⓛ Ⓜ Ⓜ Ⓙ Ⓥ Ⓢ Ⓓ

grupo muscular ______________ Peso __________ Fecha y __________
hora

Estirar ◯ Calentamiento____

Entrenamiento de fuerza

Ejercicio	Colocar	1	2	3	4	5	6	7
	repeticiones							
	Peso							
	repeticiones							
	Peso							
	repeticiones							
	Peso							
	repeticiones							
	Peso							
	repeticiones							
	Peso							
	repeticiones							
	Peso							
	repeticiones							
	Peso							

Cardio

Ejercicio	calorías	Distancia	Tiempo
______________			
______________			
______________			
______________			

Consumo de __________
agua

Enfriarse __________

Sentimiento ☆☆☆☆☆

notas

Metas para hoy _____________________ Ⓛ Ⓜ Ⓜ Ⓙ Ⓥ Ⓢ Ⓓ

grupo muscular ____________ Peso _________ Fecha y _________
                                               hora
Estirar ◯ Calentamiento _______________________________________

Entrenamiento de fuerza

Ejercicio	Colocar	1	2	3	4	5	6	7
	repeticiones							
	Peso							
	repeticiones							
	Peso							
	repeticiones							
	Peso							
	repeticiones							
	Peso							
	repeticiones							
	Peso							
	repeticiones							
	Peso							
	repeticiones							
	Peso							
	repeticiones							
	Peso							

Cardio

Ejercicio

	calorías	Distancia	Tiempo

Consumo de _________
agua

Enfriarse _____________

Sentimiento ☆☆☆☆☆

notas

Metas para hoy_________________________ Ⓛ Ⓜ Ⓜ Ⓙ Ⓥ Ⓢ Ⓓ

grupo muscular _____________ Peso _________ Fecha y _________
                                                  hora
Estirar ◯ Calentamiento ____

Entrenamiento de fuerza

Ejercicio	Colocar	1	2	3	4	5	6	7
	repeticiones							
	Peso							
	repeticiones							
	Peso							
	repeticiones							
	Peso							
	repeticiones							
	Peso							
	repeticiones							
	Peso							
	repeticiones							
	Peso							
	repeticiones							
	Peso							
	repeticiones							
	Peso							

Cardio

Ejercicio

	calorías	Distancia	Tiempo
________			
________			
________			
________			

Consumo de _________
agua

Enfriarse _____________

Sentimiento ☆☆☆☆☆

notas

Metas para hoy _______________________   Ⓛ Ⓜ Ⓜ Ⓙ Ⓥ Ⓢ Ⓓ

grupo muscular _____________   Peso _________   Fecha y _________
                                                  hora

Estirar ◯ Calentamiento ____

Entrenamiento de fuerza

Ejercicio	Colocar	1	2	3	4	5	6	7
	repeticiones							
	Peso							
	repeticiones							
	Peso							
	repeticiones							
	Peso							
	repeticiones							
	Peso							
	repeticiones							
	Peso							
	repeticiones							
	Peso							
	repeticiones							
	Peso							
	repeticiones							
	Peso							

Cardio

Ejercicio	calorías	Distancia	Tiempo

Consumo de agua _____________

Enfriarse _____________

Sentimiento ☆☆☆☆☆

notas

Metas para hoy________________________ (L) (M) (M) (J) (V) (S) (D)

grupo muscular ______________ Peso __________ Fecha y __________
hora

Estirar ◯ Calentamiento ____

Entrenamiento de fuerza

Ejercicio	Colocar	1	2	3	4	5	6	7
	repeticiones							
	Peso							
	repeticiones							
	Peso							
	repeticiones							
	Peso							
	repeticiones							
	Peso							
	repeticiones							
	Peso							
	repeticiones							
	Peso							
	repeticiones							
	Peso							

Cardio

Ejercicio	calorías	Distancia	Tiempo
_______			
_______			
_______			
_______			

Consumo de __________
agua

Enfriarse __________

Sentimiento ☆☆☆☆☆

notas

Metas para hoy_________________   (L) (M) (M) (J) (V) (S) (D)

grupo muscular _____________   Peso _________   Fecha y _________

Estirar ○ Calentamiento _______________________________ hora

Entrenamiento de fuerza

Ejercicio	Colocar	1	2	3	4	5	6	7
	repeticiones							
	Peso							
	repeticiones							
	Peso							
	repeticiones							
	Peso							
	repeticiones							
	Peso							
	repeticiones							
	Peso							
	repeticiones							
	Peso							
	repeticiones							
	Peso							
	repeticiones							
	Peso							

Cardio

Ejercicio

	calorías	Distancia	Tiempo
_______			
_______			
_______			
_______			

Consumo de agua _____________

Enfriarse _____________

Sentimiento ☆☆☆☆☆

notas

Metas para hoy________________ Ⓛ Ⓜ Ⓜ Ⓙ Ⓥ Ⓢ Ⓓ

grupo muscular ____________ Peso _________ Fecha y _________
                                                hora
Estirar ◯ Calentamiento____

Entrenamiento de fuerza

Ejercicio	Colocar	1	2	3	4	5	6	7
	repeticiones							
	Peso							
	repeticiones							
	Peso							
	repeticiones							
	Peso							
	repeticiones							
	Peso							
	repeticiones							
	Peso							
	repeticiones							
	Peso							
	repeticiones							
	Peso							

Cardio

Ejercicio

	calorías	Distancia	Tiempo

Consumo de _________
agua

Enfriarse _____________

Sentimiento ☆☆☆☆☆

notas

Metas para hoy_____________________ Ⓛ Ⓜ Ⓜ Ⓙ Ⓥ Ⓢ Ⓓ

grupo muscular _____________ Peso _________ Fecha y _________
                                                 hora

Estirar ◯ Calentamiento ____

Entrenamiento de fuerza

Ejercicio	Colocar	1	2	3	4	5	6	7
	repeticiones							
	Peso							
	repeticiones							
	Peso							
	repeticiones							
	Peso							
	repeticiones							
	Peso							
	repeticiones							
	Peso							
	repeticiones							
	Peso							
	repeticiones							
	Peso							

Cardio

Ejercicio

	calorías	Distancia	Tiempo
________			
________			
________			
________			
________			

Consumo de _________
agua

Enfriarse _____________

Sentimiento ☆☆☆☆☆

notas

Metas para hoy_________________ Ⓛ Ⓜ Ⓜ Ⓙ Ⓥ Ⓢ Ⓓ

grupo muscular ____________ Peso _________ Fecha y _________
hora

Estirar ◯ Calentamiento _______________________________

Entrenamiento de fuerza

Ejercicio	Colocar	1	2	3	4	5	6	7
	repeticiones							
	Peso							
	repeticiones							
	Peso							
	repeticiones							
	Peso							
	repeticiones							
	Peso							
	repeticiones							
	Peso							
	repeticiones							
	Peso							
	repeticiones							
	Peso							
	repeticiones							
	Peso							

Cardio

Ejercicio

	calorías	Distancia	Tiempo
____________			
____________			
____________			
____________			

Consumo de _________
agua

Enfriarse _________

Sentimiento ☆☆☆☆☆

notas